AF475477

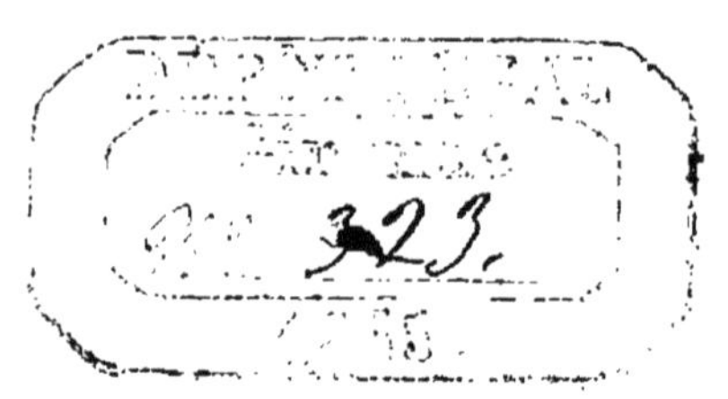

INSTRUCTION

SUR LE

SERVICE MÉDICAL

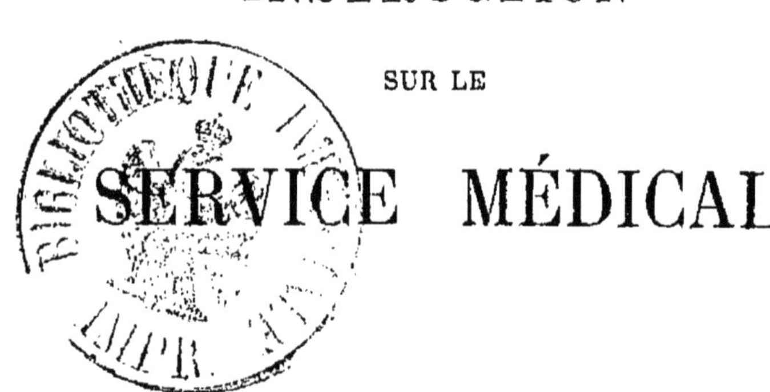

CHEMINS DE FER DU MIDI
ET CANAL LATÉRAL A LA GARONNE.

INSTRUCTION
SUR LE
SERVICE MÉDICAL.

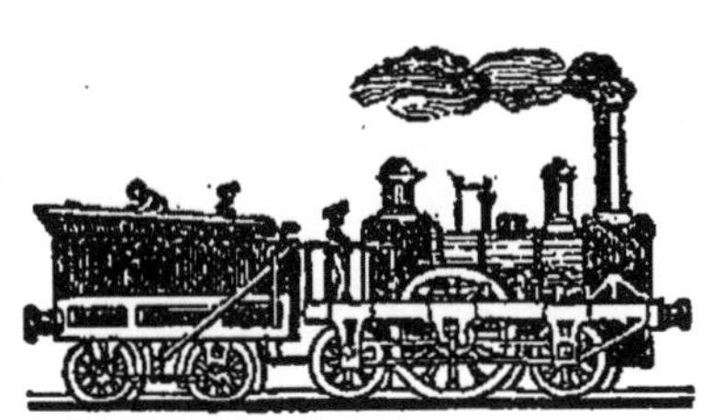

BORDEAUX
IMPRIMERIE G. GOUNOUILHOU
11, RUE GUIRAUDE, 11

1856

INSTRUCTION

SUR LE

SERVICE MÉDICAL

TITRE Ier.

FONCTIONS DES MÉDECINS.

§ Ier. — Répartition du Service Médical.

ARTICLE PREMIER.

Le Service Médical des Chemins de fer du Midi et du Canal latéral à la Garonne se partage en sections.

Le Tableau de ces sections est arrêté par le Conseil d'administration, sur la proposition du Directeur.

ART. 2.

Le Service de chaque section est confié à un Médecin du grade de Docteur, autant que possible, et résidant à proximité d'une gare, station ou écluse formant le chef-lieu de la section.

ART. 3.

Des Médecins adjoints ou suppléants peuvent être désignés, si les besoins du service l'exigent.

Leurs fonctions peuvent être permanentes ou temporaires.

ART. 4.

Le Service des Médecins de section est centralisé par un Médecin Principal remplissant les fonctions de Chef du Service Médical.

§ II. — Fonctions des Médecins de section.

ART. 5.

Les Médecins de section ont principalement pour fonctions :

1° De donner leurs soins dans l'étendue de leurs sections respectives aux Employés et Ouvriers de la Compagnie en cas de blessures ou de maladies, ainsi qu'aux personnes qui pourraient être blessées sur le Chemin de fer ;

2° De répondre à toute réquisition des Employés de la Compagnie lorsqu'un accident arrive sur la ligne, et de pourvoir à toutes les mesures médicales nécessaires dans ce cas ;

3° De veiller à l'entretien et au renouvellement du matériel mis à leur disposition pour le Service Médical ;

4° Enfin de fournir au Directeur tous les renseignements, rapports, etc., relatifs à leur service, qui pourront leur être demandés, et de lui proposer toutes les améliorations qu'ils jugeront utiles, soit au point de vue de l'hygiène, soit au point de vue de la bonne exécution du service.

ART. 6.

Les Médecins reçoivent de la Compagnie un traitement annuel, qui varie suivant l'importance de leur service.

Ils reçoivent un permis de circulation gratuit dans toute l'étendue de la section confiée à leurs soins et de chacune des sections qui l'avoisinent immédiatement.

Ils reçoivent aussi le passage gratuit dans les omnibus de la Compagnie.

ART. 7.

Chaque jour, à l'heure fixée, de concert entre eux et le Chef de gare, les Médecins se rendent à la gare de leur résidence pour y faire leur visite.

Dans ces visites, ils donnent des consultations aux Employés et Ouvriers malades porteurs d'un BULLETIN D'AVERTISSEMENT *(P. 41)* signé de leur Chef de Service;

Ils délivrent des BONS DE MÉDICAMENTS *(P. 43)* à ceux qui peuvent en avoir besoin;

Ils remettent aux Employés ou Ouvriers guéris des CERTIFICATS DE MALADIE tirés d'un registre à souche *(P. 42)*, et dans lesquels ils constatent leur aptitude à reprendre leur service, la cause, la nature et la durée effective de leur maladie.

ART. 8.

Outre leurs consultations journalières à la gare, les Médecins visitent à domicile les Employés qui leur sont signalés par le bulletin d'avertissement comme étant dans l'impossibilité de se déplacer.

ART. 9.

Ils inscrivent exactement, jour par jour, sur un CARNET DE CONSULTATIONS *(P. 44)* déposé à la gare, les noms, professions et demeures des Employés malades, visités à la gare ou à domicile; le genre, la cause et la durée présumée de leur maladie; puis, après la guérison, le nombre effectif de jours d'incapacité de travail. Enfin, ils y ajoutent toutes les observations qu'il jugent utiles.

ART. 10.

Lorsqu'ils y sont invités par les Chefs de Service, ils examinent les Employés et Ouvriers qui demandent à être admis dans la Compagnie, et constatent, dans un CERTIFICAT D'APTITUDE PHYSIQUE *(P. 45)*, leur degré d'aptitude corporelle pour l'emploi auquel ils sont destinés.

Ce certificat est versé au dossier matricule de l'Employé.

ART. 11.

Quand un malade vient, par exception et dans un cas urgent, les consulter directement chez eux, ils lui remettent, pour son Chef de Service, un BULLETIN D'AVERTISSEMENT tiré du registre à souche *(P. 41)* qu'ils ont en leur possession.

ART. 12.

Lorsqu'ils jugent que la position d'un malade, ou la gravité de sa maladie ou de sa blessure, s'opposent à ce qu'il puisse être traité convenablement à domicile, ils proposent son transport dans un hôpital, et font les démarches nécessaires pour obtenir son admission.

A cet effet, ils délivrent aux malades un BILLET D'ADMISSION détaché d'un carnet à souche. *(P. 49.)*

Ils tiennent une note exacte des dates d'entrée et de sortie; ils contrôlent les comptes de l'hôpital, qui doivent toujours être visés par eux.

En cas d'urgence, le malade peut être admis à l'hôpital sur un billet du Chef de Service, qui, dans ce cas, en informe immédiatement le Médecin. Celui-ci régularise l'entrée, comme il est dit ci-dessus.

ART. 13.

Lorsqu'un Employé réclame les soins d'un Médecin étranger à la Compagnie, le Médecin de sa section doit néanmoins, s'il est informé par un bulletin d'avertissement, visiter le malade, et renseigner ses Chefs de Service sur la nature et la durée de la maladie.

ART. 14.

En cas de maladie ou de blessure grave, le Médecin peut réclamer l'aide de ses confrères des sections voisines, ou même par exception, en cas très urgent, celle d'un Médecin étranger, pourvu qu'il en rende immédiatement compte au Directeur, par l'intermédiaire du Médecin Principal.

ART. 15.

En cas d'accident sur la voie ou sur le Canal, le Médecin de la section, et au besoin le Médecin le plus voisin du lieu de l'accident, sont immédiatement appelés par exprès, et au besoin par le télégraphe, pour donner les premiers soins, et organiser, s'il y a lieu, un service d'ambulance.

Le Médecin de section peut, s'il le juge nécessaire, faire appeler les Médecins des sections voisines et même le Médecin Principal.

Il dresse un rapport circonstancié sur les résultats de l'accident et sur les mesures qu'il a prises. Il constate, dans un procès-verbal, les noms des personnes atteintes, leurs professions et domiciles, le genre et la gravité de leurs blessures.

Ces pièces sont transmises directement, et dans le plus bref délai, au Directeur de l'Exploitation.

ART. 16.

Si, dans un cas urgent, le Médecin ne peut, pour cause d'absence ou d'empêchement motivé, se rendre immédiatement auprès d'un malade, il en prévient le Chef de Service, et peut déléguer momentanément à sa place un Médecin étranger, à la condition d'en prévenir immédiatement le Directeur de l'Exploitation par l'intermédiaire du Chef de Service.

ART. 17.

Le Médecin qui, pour une cause quelconque, désire se faire remplacer pendant un certain temps par un de ses collègues, ou par un Médecin étranger, doit en informer préalablement le Médecin Principal, et obtenir, par son intermédiaire, l'autorisation du Directeur.

ART. 18.

Chaque semaine, les Médecins de section adressent au Médecin Principal, pour être transmis au Directeur, un Rapport succinct *(P. 46)* constatant l'état sanitaire du personnel de leur section.

ART. 19.

Ils inspectent, au moins une fois par mois, tous les établissements dont le personnel est confié à leurs soins, afin de constater l'état de santé des Employés, les conditions sanitaires de ces établissements, l'état du matériel médical, etc.;

Ils consignent leurs observations à ce sujet dans le rapport ci-dessus indiqué.

ART. 20.

Dans cette inspection, ils visitent les boîtes de secours, les dépôts de médicaments, les appareils et instruments destinés au Service Médical, veillent à leur entretien et à leur renouvellement, et adressent au Médecin Principal les demandes nécessaires.

ART. 21.

Tous les BONS DE MÉDICAMENTS *(P. 43)* portent un numéro d'ordre, sont extraits d'un registre à souche, et portent la signature du Médecin et le nom du Pharmacien chargé de fournir les remèdes.

Tous les trois mois, ils sont retournés au Médecin par les fournisseurs à l'appui de leurs mémoires, que le Médecin vérifie, signe et adresse au Médecin Principal.

ART. 22.

Lorsque le Médecin-Inspecteur du Gouvernement fait sa visite d'inspection, les Médecins sont invités à se rendre à la gare de leur résidence, afin de lui donner les explications qu'il pourrait demander.

§ III. — Fonctions du Médecin Principal.

ART. 23.

Le Médecin Principal centralise le Service Médical des sections, le surveille et le dirige dans son ensemble, sous l'autorité immédiate du Directeur.

ART. 24.

Le Médecin Principal visite les malades qu'il croit utile de visiter, ou qu'il est appelé à visiter par le Directeur de l'Exploitation. Il assiste aux consultations auxquelles il est convoqué. Il dirige, d'une manière plus immédiate, le Service Médical au chef-lieu de la Compagnie.

ART. 25.

Il fait, tous les trois mois, l'inspection du Service Médical dans tous les établissements de la ligne.

Il vise, dans cette tournée, les Carnets de consultations, et inspecte le matériel du Service Médical.

Cette inspection fait l'objet d'un rapport, qu'il adresse au Directeur.

ART. 26.

Il correspond directement avec les Médecins de section, qui sont tenus de lui fournir tous les renseignements qu'il demande.

Il reçoit leurs rapports, et les transmet au Directeur. Il les résume dans un rapport mensuel *(P. 50)*.

Il transmet au Directeur toutes les observations et rapports des Médecins de section avec son avis.

Il contrôle et vise tous les Mémoires et toutes les demandes de fournitures que ceux-ci lui adressent.

ART. 27.

Il réunit tous les documents propres à améliorer les conditions hygiéniques du Personnel ou des établissements de la Compagnie.

Il dresse, à la fin de chaque année, un

rapport et un état statistique sur l'ensemble du Service de santé.

Ce rapport est soumis au Directeur de l'Exploitation, qui l'adresse, avec ses observations, au Conseil d'Administration.

ART. 28.

Lorsque la nomination d'un Médecin nouveau devient nécessaire, le Médecin Principal réunit tous les renseignements propres à éclairer le Directeur de l'Exploitation sur les titres des candidats à présenter au Conseil d'Administration.

ART. 29.

En cas d'accident, le Médecin Principal peut être envoyé par le Directeur sur le lieu du sinistre, afin de présider à l'organisation des secours, de veiller à leur bonne administration, et de proposer les mesures qu'il jugera nécessaires.

ART. 30.

Pendant les absences pour cause de service ou d'empêchement légitime, le Médecin Principal est remplacé, dans son service, par un Médecin de section portant le titre de Médecin Principal adjoint.

TITRE II.

SECOURS MÉDICAUX AUX EMPLOYÉS ET OUVRIERS MALADES.

ART. 31.

Tous les Employés et Ouvriers attachés à la Compagnie, quels que soient leurs fonctions et leur traitement, reçoivent gratuitement les soins des Médecins attachés à la Compagnie, sauf les cas spécifiés à l'article 35.

ART. 32.

Toutes les fois qu'ils sont atteints de blessures, infirmités ou maladies contractées dans l'exercice de leurs fonctions et dues à leur service, ils reçoivent gratuitement les médicaments, appareils et bandages nécessaires à leur traitement.

Les Médecins ont à certifier que la maladie est réellement le résultat du service.

ART. 33.

Chaque Employé est libre de se faire traiter par un Médecin autre que celui de la Compagnie; mais, dans ce cas, les honoraires dus à ce Médecin, ainsi que les frais de médicaments, restent à sa charge.

Il doit toujours produire le CERTIFICAT DE MALADIE dressé par le Médecin de la section *(art. 7)*.

ART. 34.

L'Employé qui, sans nécessité pour le service, et hors le cas d'impossibilité, choisit un domicile éloigné de plus de 2 kilomètres de la gare ou de l'établissement de la ligne auquel il est attaché, ne peut exiger du Médecin de l'Administration que la constatation à domicile de son état de maladie.

ART. 35.

N'ont pas droit aux secours médicaux :

1° Les Employés ou Ouvriers dont les blessures ou la maladie ont été contractées évidemment en dehors du service auquel ils sont attachés : auquel cas, ils reçoivent gratuitement les soins des Médecins, mais non les médicaments ;

2° Ceux dont la maladie est le résultat de l'inconduite, ivresse (maladies vénériennes, rixes, etc.).

3° Ceux qui sont affectés d'une maladie chronique antérieure à leur entrée en fonctions, ou qui, après un congé, et avant d'avoir repris leurs travaux, reviennent en état de maladie ;

4° Les Ouvriers non sédentaires, ou travaillant pour le compte des Entrepreneurs, et n'appartenant pas directement à l'Administration du Chemin de fer, à moins qu'ils n'aient reçu des blessures sur les travaux.

ART. 36.

Lorsqu'un Employé ou Ouvrier se déclare malade ou se fait porter absent pour cause de maladie, il en prévient ou fait prévenir immédiatement son Chef de Service. Celui-ci lui délivre un BULLETIN D'AVERTISSEMENT *(P. 41)* détaché du registre à souche, dont il remplit les colonnes 1, 2 et 3, en indiquant très-exactement les nom, emploi et demeure du malade ; il ajoute, lorsqu'il y a lieu, VISITE A DOMICILE.

Ce bulletin, sans lequel nul ne peut, sauf le cas d'urgence absolue, réclamer directement les soins du Médecin de la Compagnie, est remis à ce dernier, qui remplit les colonnes 4 et 5, indiquant le genre de maladie, si elle résulte ou non du service, et le nombre présumé de jours d'incapacité de travail qu'elle doit entraîner; le Médecin signe et rend le bulletin au malade, pour qu'il le montre à son Chef de Service.

Celui-ci, après avoir copié sur le registre à souche les dernières indications marquées par le Médecin, laisse le bulletin entre les mains du malade, afin qu'il puisse le présenter à toute réquisition.

ART. 37.

Si la maladie se prolonge au-delà du terme indiqué sur le bulletin d'avertissement, l'envoi d'un nouveau bulletin devient nécessaire, tant de la part du Chef de Service pour le Médecin, que de la part du Médecin pour le Chef de Service.

En conséquence, lorsqu'un Employé ne reprend pas son service à la date fixée par le Médecin sur le bulletin comme temps probable de la maladie, le Chef de Service adresse immédiatement un nouveau bulletin d'avertissement au Médecin.

ART. 38.

Avant de reprendre ses travaux, tout Employé ou Ouvrier guéri doit réclamer du Médecin UN CERTIFICAT DE MALADIE *(P. 42)*, qu'il remet à son Chef de Service.

ART. 39.

L'Employé, dont le transport dans un hôpital a été jugé nécessaire par le Médecin, doit y consentir, à moins qu'il ne préfère se faire soigner chez lui et à ses frais.

ART. 40.

Tout Employé qui demande un congé pour cause de maladie ou de convalescence, doit présenter un certificat délivré par le Médecin de sa section.

ART. 41.

Tout Employé qui dépasse, sans autorisation du Médecin, le nombre de jours d'absence qui lui a été accordé, ou qui réclame sans nécessité reconnue la visite du Médecin à domicile, ou qui ne se trouve pas chez lui au moment de cette visite, est considéré comme absent du service sans permission et passible d'une retenue.

ART. 42.

En cas d'accident sur la Voie ou sur le Canal, et dans toutes les circonstances pressantes, les Chefs de Service et Employés doivent, en l'absence du Médecin ou avant son arrivée, appliquer les prescriptions de l'*Instruction* déposée entre leurs mains et *concernant les premiers secours à donner aux blessés ou malades*.

TITRE III.

MÉDICAMENTS, INSTRUMENTS, APPAREILS ET BANDAGES.

ART. 43.

Pour devenir fournisseur de la Compagnie, les Pharmaciens, Droguistes et Fabricants d'instruments, doivent accepter le Tarif qui leur est présenté, et sont tenus de s'y conformer.

Un exemplaire de ce Tarif est remis aux fournisseurs et aux Médecins.

ART. 44.

La fourniture des médicaments est faite par un Pharmacien proposé, dans chaque localité, par le Médecin de la section, et agréé par le Directeur, après l'avis du Médecin Principal.

Les médicaments sont délivrés sur les bons écrits et signés par les Médecins au moment de leur visite au malade.

ART. 45.

Les bons pour bains de toute espèce ne doivent être délivrés que dans les cas d'urgence absolue.

ART. 46.

A des époques déterminées, les fournisseurs adressent au Médecin de leur section les mémoires détaillés et faits en double de leurs fournitures, et envoient à l'appui les bons de médicaments, d'instruments ou d'appareils qu'ils ont dû recevoir.

Ces mémoires sont vérifiés et signés par chaque Médecin, qui les transmet dans le plus bref délai au Médecin Principal. Celui-ci les contrôle, les vise et les adresse au Directeur, pour être soldés comme les autres dépenses du service.

Le paiement des mémoires qui parviennent à l'administration après les délais fixés est renvoyé au paiement suivant.

ART. 47.

Une boîte de secours avec boîte à amputation, un brancard, et s'il y a lieu, un approvisionnement de médicaments, sont placés dans les principales gares ou stations.

Des boîtes de secours ordinaires sont déposées dans les autres stations.

Des boîtes de secours pour les noyés sont déposées dans certaines maisons éclusières.

Cette répartition est arrêtée par le Directeur de l'Exploitation.

ART. 48.

Ces divers objets sont placés sous la garde et la responsabilité des Chefs de gare ou des éclusiers qui en conservent les clefs, et, en cas d'absence, les remettent à leur remplaçant.

Bordeaux, le 1er février 1856.

Le Directeur de l'Exploitation,

SURELL.

Approuvé par le Conseil d'Administration :

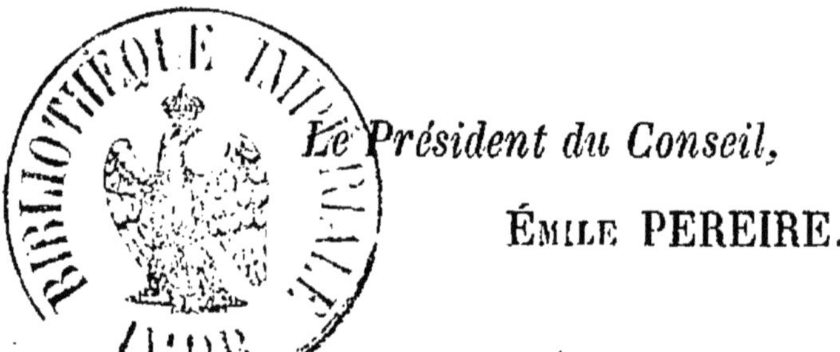

Le Président du Conseil,

ÉMILE PEREIRE.

www.ingramcontent.com/pod-product-compliance
Ingram Content Group UK Ltd.
Pitfield, Milton Keynes, MK11 3LW, UK
UKHW020226200726
13856UKWH00004B/1617